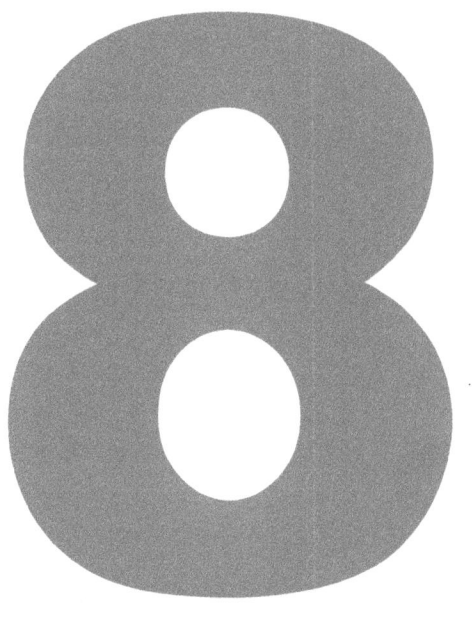

8

PODEROSOS
HÁBITOS
DE LAS PERSONAS
Saludables

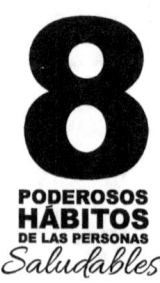

8
PODEROSOS
HÁBITOS
DE LAS PERSONAS
Saludables

Xavier Yanayaco Pallares
Primera Edición
Mayo de 2019
ISBN: 9781070946719
Sello: Independently published

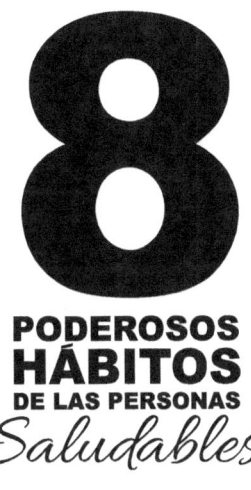

8

PODEROSOS
HÁBITOS
DE LAS PERSONAS
Saludables

Durante décadas en la historia, las personas buscaron la fuente de la vida eterna. Se crearon muchas leyendas alrededor de esta creencia atribuyendo este beneficio a objetos cabalísticos o pociones mágicas que permitieran que el hombre viva para siempre.

Al pasar el tiempo se comprobó, a través de la ciencia y después de largos procesos de investigación, que la clave se encontraba en la práctica de diferentes hábitos, lo que garantizaba una vida saludable y plena.

En las últimas décadas se han realizado grandes descubrimientos en cuanto a la fórmula para mantener una vida longeva y se ha llegado a comprobar que la conexión entre mente y el cuerpo es real.

En la constante búsqueda de una vida saludable, la gente ha adoptado diferentes métodos y ha hecho de creencias ancestrales su estilo de vida diaria.

En muchos de los casos con terapias costosas o que por lo menos demandan una inversión alta de dinero.

La oferta de los supermercados a ido cediendo poco a poco a los productos que, en su elaboración, prometen mayores beneficios y menos procesos de industrialización. Lo que garantiza un producto fresco y de mayor beneficio para nuestro cuerpo.

Cabe recalcar que en los últimos años la sociedad ha llegado a tener una conciencia en pro de la salud, tanto física como mental, haciendo gran énfasis también en la parte espiritual, pues el ser humano es concebido como un todo integral.

Bien, en esta publicación aprenderás acerca del método que me cambió la vida. La que se sintetiza en el acróstico de la palabra ADELANTE.

Pues bien, en cierta ocasión escuché una frase que decía que "Para atrás ni para tomar impulso".

Espero que esta publicación sea de tu beneficio, y se convierta en una herramienta que pueda ser compartida con tus seres queridos, amigos y compañeros de trabajo o estudios.

Con este libro conocerás los 8 poderosos hábitos, que están al alcance de todos. Comprenderás que llegar a tener una vida saludable está más cerca de lo que te puedas imaginar.

"La vida es 10% lo que
experimentas y 90% cómo
respondes a ello"

Agua

El primer hábito del cual vamos a hablar para tener una vida saludable es beber agua. Los estudios indican que el 65% de nuestro cuerpo está compuesto por agua.

En el planeta la vida no podría ser posible sin este elemento. Es indispensable para todos los procesos que son realizados por los seres vivos. En cualquiera de sus tres estados, conforman una parte fundamental para la creación de un ecosistema que permita a la vida avanzar sin contratiempos.

En la actualidad, por la avaricia del ser humano, el agua se ha convertido en un elemento afectado por la contaminación. Pues su producción mundial depende 100% de que el ciclo se complete de una forma inequívoca y exacta. Lamentablemente la deforestación y los cambios relacionados con el calentamiento global influyen directamente en la producción de agua dulce.

La contaminación, especialmente la emisión de gases tóxicos ha hecho que, esta tarea que, el planeta la tenía codificada desde su inicio se vea afectada y por ende, la vida puesta en riesgo. He aquí la importancia de comprender lo que significa el agua en la vida del ser humano. Lamentablemente en la actualidad el consumo de agua pura ha sido reemplazado por productos que contienen todo tipo de químicos o saborizantes, que han hecho que la salud de las personas a nivel mundial se vea afectada.

Los médicos nutricionistas recomiendan que deberíamos tomar entre 8 y 12 vasos de agua al día. La manera en que podemos distribuir el consumo durante el día puede ser: dos vasos 15 minutos antes del desayuno, un vaso entre el desayuno y el almuerzo, dos vasos antes del almuerzo, un vaso entre el almuerzo y la cena y dos vasos antes de la cena.

De esta manera podremos completar los 8 vasos que requerimos en el día, para que nuestro cuerpo funcione de una manera adecuada, pues está hidratado. Si se mantiene la cantidad adecuada de agua el cuerpo reacciona de manera casi milagrosa.

Entre los beneficios que empezaras a notar, casi inmediatamente al tener esta rutina, se destaca el hecho de que tu piel se va a ver mucho más tersa y elástica, por la hidratación adecuada, trayendo como consecuencia la reducción de líneas de expresión y manchas en la cara.

El agua es un elemento fundamental para aliviar la fatiga, puesto que nos permite eliminar las toxinas y productos que nuestro cuerpo no necesita.

Cuando no tenemos la cantidad suficiente de agua en el cuerpo, nuestro corazón debe trabajar mucho más para bombear la sangre y esto hace que sintamos cansancio y fatiga.

Al ser un elemento que contiene altas concentraciones de oxígeno, evita el dolor de cabeza y migraña.

En el caso de la digestión, al tomar suficiente agua, nuestro metabolismo se acelera, es decir los alimentos que consumimos son descompuestos de una forma correcta y esto causa que nuestras funciones digestivas se ejecuten perfectamente, evitando el estreñimiento.

El agua tiene muchas propiedades térmicas por lo que permite liberar calor en el cuerpo a través del sudor, haciendo que la temperatura corporal se mantenga estable. En muchos de los casos el tener excesivo calor o frío se debe a la deshidratación.

Mientras nuestra temperatura corporal se encuentre dentro de los estándares establecidos, sentiremos la sensación de mayor energía, nuestros músculos y articulaciones estarán mejor lubricadas, lo que nos permitirá evitar esguinces y calambres.

Al tomar una cantidad adecuada de agua se fortalece el sistema inmunológico, pudiendo luchar contra enfermedades infectocontagiosas como la gripe entre otras.

Algunos estudios, han declarado que el tomar agua en cantidades adecuadas, reduce el riesgo de cáncer de colon y de vejiga. Combate, además, los elementos que son los causantes del cáncer de otro tipo

El uso correcto del agua en nuestro organismo, según los estudios médicos, se traducen en la reducción de riesgo en problemas cardíacos.

Es un elemento que también combate problemas como la alitosis, pues permite a la saliva liberar las bacterias que causan este incómodo mal.

Es importante para la pérdida de peso, pues elimina componentes de grasa en el organismo. También nos causa la sensación de llenura en el estómago lo que evita las comidas sin sentido. Al ser un elemento que no contiene calorías, grasa o carbohidratos, evita el aumento de peso.

Previene las infecciones en el sistema urinario, pues lo limpia de toxinas y ayuda a reducir cualquier síntoma de inflamación.

Existe un proverbio inglés que declara: "No se aprecia el valor del agua hasta que se seca el pozo".

Piensa en lo importante de este recurso natural, que está al alcance de todas las personas. Qué esperas para empezar a tomar 8 vasos de agua al día tu cuerpo te lo agradecerá.

Descanso

E l segundo hábito del cual vamos a hablar es el descanso. En el mundo actual y con los trajines que demanda el mismo, la rutina de descanso adecuado ha ido cambiando.

Existen varias ventajas en cuanto al tener un sueño reparador. Las investigaciones realizadas concuerdan en que un tercio de nuestra vida, debe estar destinada al descanso profundo, es decir a tener sueño naural, de por lo menos 8 horas.

Los estudios indican que los niños recién nacidos cuando salen del vientre de la madre duermen entre 16 a 20 horas, cuando cumple los 3 meses de 14 a 16 horas, a los 6 meses dormirá entre 15 y 13 horas, a los 12 meses, 13 horas y cuando tenga tres años, de 10 a 12 horas.

Posterior a este periodo los niños van regulando su tiempo de sueño a 8 horas que es el tiempo adecuado que en la adultez el ser humano debe descansar.

Los tiempos modernos han cambiado drásticamente las rutinas de sueño de los seres humanos, es por ello que en promedio una persona adulta en la actualidad solamente destina entre 5 a 6 horas al sueño en los países de primer mundo. Lo que ha incrementado los trastornos de sueño en la sociedad.

Las personas dedican mucho tiempo a la televisión y otros dispositivos, a las rutinas laborales o toma bebidas estimulantes y energéticas en el tiempo nocturno que originalmente fue destinado para el descanso. Existen varios factores que impiden un sueño reparador, es por ello que debemos ahondar en los beneficios de dormir el tiempo adecuado .

Actuales investigaciones declaran que el sueño bien concebido desemboca en mejoras físicas y emocionales que permiten tener beneficios para el ser humano, y que, no pueden ser reemplazados por otra cosa.

Por ejemplo, se comprobó que las personas que habían dormido entre 5 horas o menos por la noche, eran tres veces más propensas a sufrir resfriados o cualquier otro tipo de infección en el lapso de un mes.

Estudios recientes han determinado que los atletas de alto rendimiento, requieren entre 8 a 10 horas de un sueño profundo para poder llegar a su máximo nivel de competencia.

El sueño también permite que el cuerpo regule las hormonas, las mismas que generan sensaciones de hambre y saciedad. Es por ello que las personas con menos sueño son más proclives a subir de peso.

El estrés, la fatiga y las migrañas están estrechamente relacionadas con no dormir bien. Se recomienda a las personas que están en tratamiento de alguna de estas enfermedades, que busquen espacios adecuados para conciliar el sueño. Puede ser que un colchón en mal estado o la filtración de luz de excesiva en la habitación sean los causantes de este problema.

También se asocia la falta de sueño con la elevación de azúcar en la sangre lo que trae un sinnúmero de enfermedades.

Las culturas antiguas daban mucha importancia al descanso y es por ello que los trabajos en las comunas empezaban al salir el sol y terminaban al atardecer. La naturaleza en su infinita belleza nos enseña la importancia de dormir en los horarios adecuados y es por ello que los animales al atardecer van a sus nidos o se resguardan en este periodo.

En libros antiguos como la Biblia se menciona que el mundo fue creado en seis días y que Dios determinó los horarios de trabajo y de descanso por el sol y la luna. Se menciona en este libro que el séptimo día lo llamó sábado o descanso. Esta práctica, no solamente, fue adoptada por el pueblo judío sino por muchos grupos que en la actualidad tienen este estilo de vida. Trabajar seis días y el séptimo día descansar.

En la Biblia también se menciona que era un mandato de Dios que la labor agrícola, tenía un periodo de descanso. Dios ordena al profeta Moisés que la tierra debía ser trabajada seis años y el séptimo no iba a ser sembrada para que descanse. Durante ese año la tierra volvía a recargar todos los elementos que le permitían ser productiva durante seis años más. Los israelitas tenían, siete períodos de siete años, después de lo cual, en el año cincuenta, celebraban el famoso jubileo como agradecimiento a Dios por las bendiciones recibidas.

Se ha comprobado científicamente que el ser humano trabaja mejor en ciclos de siete días. Durante seis de ellos se dedica a trabajar en todas las obras y un día dedica a su descanso físico y emocional. Tal como era la costumbre bíblica.

Cuando nos remontamos a comienzos del siglo XX, encontramos la lucha entre el proletariado y los empresarios. Las jornadas laborales se extendían entre 12 y 16 horas diarias lo que causaba una fatiga extrema en los empleados, es por eso que después de la famosa lucha por los derechos laborales se consiguió que la jornada sea de solamente 8 horas.

Se ha determinado que el uso de sustancias químicas para conseguir el sueño, no es saludable a corto plazo es por ello que los especialistas recomiendan qué se debe alcanzar un sueño natural y reparador.

Es importante determinar una temporada en el año en el que tomemos vacaciones, para liberar un poco la tensión obtenida por el trabajo o los estudios.

Los expertos recomiendan que a las personas que trabajan en oficinas se levanten en periodos de 2 horas y tomen un pequeño descanso para ser más efectivos en su labor cotidiana.

Estas son algunas sugerencias prácticas que puedes tener para dormir mejor.

Habitúate a tener patrones regulares de sueño. Realiza ejercicio regularmente. No duermas con el estómago lleno. Evita los alimentos y bebidas de estimulantes. Rechaza situaciones estresantes antes de dormir. Saca la televisión o computadora de tu habitación.

Entonces recuerda que un sueño reparador, de por lo menos 8 horas, mejorará con creces tu estilo de vida y permitirá que tengas una salud plena. No olvides el dedicar un día a la semana a descansar de las obras que con frecuencia haces. Vas a notar cambios estupendos y te sentirás con mucha mayor energía, física y mental.

Ejercicio

El tercer hábito, para mantener un excelente estilo de vida es el ejercicio. Está comprobado que realizar de forma regular y sistemática alguna actividad física, es beneficioso en la prevención de enfermedades y también para el desarrollo y rehabilitación de la salud. Ayuda a fortalecer el carácter y desarrolla bienestar mental.

Es recomendable que todas las actividades relacionadas con el desarrollo físico se lo realiza de manera progresiva de esta forma, el cuerpo no sentirá fatiga al sobreexponerse algún tipo de rutina.

Se recomienda realizar algún tipo de actividad con frecuencia durante la semana, de ser posible todos los días y de esta manera en unión con una excelente alimentación se verá reflejado en el bienestar del cuerpo a corto plazo.

Realizar una actividad física sistemática, tiene como beneficios, en primer lugar, el control del peso y prevención de la obesidad.

Hacer ejercicio reduce el riesgo de enfermedades del corazón, este órgano es fortalecido y mejora la circulación al realizar ejercicios con frecuencia. El flujo de sangre se aumenta mejorando los niveles de oxígeno en el cuerpo y como consecuencia se reduce el riesgo de tener algún tipo de enfermedad cardiovascular. Además sirve para la reducción del colesterol y estabilizar el nivel de triglicéridos.

El ejercicio también puede reducir el nivel de azúcar en la sangre, haciendo que la insulina funcione de mejor manera previniendo enfermedades como la diabetes.

Contribuye a dejar malos hábitos como fumar, pues es bien conocido que una de las principales razones para este vicio es la ansiedad.

Cuando se realizan actividades físicas el cuerpo segrega sustancias químicas qué ayudan a tener la sensación de felicidad lo que reduce el estrés y la depresión. Hace sentir a la persona mucho más relajada. Estimula al organismo a liberar proteínas entre otras sustancias que mejoran las funciones cerebrales.

Es bien conocido que el ejercicio mejora la calidad de los huesos, tanto en niños como en adultos. Los músculos se desarrollan de una manera mucho más adecuada. Fomenta el equilibrio y ayuda a conciliar el sueño de una mejor manera.

Proporciona vitalidad en el ser humano y promueve un bienestar en cuanto a su salud sexual, previniendo la disfunción eréctil en los hombres y fomentando el deseo sexual en las mujeres.

Evita las enfermedades prematuras aparecidas en la adolescencia o inicio de la adultez, como enfermedades del corazón y cáncer en la mayoría de casos .

Después de evidenciar algunos de los beneficios de mantener rutinas de ejercicios, te insto a que lo implementes en tu agenda diaria.

El mayor problema en cuanto a iniciar una rutina de ejercicios es, justamente el hecho de, no salir de la zona de confort y vida sedentaria. Es por ello que es necesario tener fuerza de voluntad y crear rutinas que sean satisfactorias para la ejecución de algún ejercicio.

Si lo tuyo es no practicar ningún deporte, puedes empezar caminando alrededor de 30 minutos en la mañana, antes de que, la mayoría de automotores salgan a la ciudad para evitar el aire contaminado.

No soy muy adepto a asistir a un gimnasio para realizar una rutina, sin embargo me gusta mucho realizar varios tipos de deportes como el fútbol soccer y el voleibol, los antes mencionados, deportes de contacto, pero si no te gusta practicar este tipo de deportes una buena alternativa es la natación o caminata.

En fin es importante que encuentres el tipo de actividad física que más se acople a tu estilo de vida y preferencias particulares, sin embargo desde ningún punto de vista, se debería eliminar la actividad física de nuestras vidas.

Por ejemplo se podría empezar con una rutina regular, cambiando pequeños hábitos, como: en vez de ir en el ascensor, subir a través de las gradas en un edificio en donde vivamos o trabajemos. Evitar el uso excesivo del automóvil. Una buena alternativa es ir caminando a nuestro lugar de destino o utilizar un medio alternativo como la bicicleta.

El ejercicio no solamente sirve para fortalecer el cuerpo, sino también fomentar el compañerismo que podríamos tener con personas con las que realicemos esta actividad. Hacer ejercicio es más atractivo cuando lo hacemos en compañía de algún amigo o grupo de personas.

Es importante que mantengamos un registro de nuestro progreso, utilizando un monitor de actividad física que nos puede ayudar a establecer metas y motivarnos. En la actualidad existen cientos de aplicaciones para smartphone qué nos ayudan a establecer metas de entrenamiento desde lo más básico, hasta lo más complejo, y lo mejor, son gratuitas.

No caigas en la rutina de hacer el mismo ejercicio siempre, o practicar solo un deporte. Busca diversidad de actividades, que sean de entretenimiento, para que la actividad no sea tediosa o aburrida y el ejercicio se convierta en algo mucho más atractivo que realizar.

El beneficio de realizar ejercicio de forma recurrente, causa un impacto mayor, no sólo en el cuerpo sino también en el cerebro, pues provoca que los neurotransmisores aumenten y de esta forma protege las células nerviosas qué nos permiten promover el aprendizaje y la atención.

El mejoramiento de la memoria también ha sido comprobado por la Organización Mundial de la Salud en relación a la práctica de ejercicios.

La eliminación del cansancio mental es otro de los beneficios en conjunto con la relajación. Se promueve la creatividad. Además las personas que realizan ejercicios, son más estables emocionalmente.

Las personas que practican algún tipo de deporte o actividad física, son menos propensas al suicidio o a caer en depresión. Pues todas las sustancias segregadas por el cuerpo dan una sensación de satisfacción.

Te invito a que practiques todo tipo de actividad física y le des la oportunidad a algún deporte que jamás hayas practicado. En conjunto con los dos primeros hábitos mencionados en este libro, es seguro que mejorará tu estilo de vida y promuevas en el resto de las personas el mantener una vida activa y saludable.

Luz solar

Las estrellas son los únicos cuerpos del universo que emiten luz. Nuestro sol está situado a unos 150.000.000 de kilómetros de nuestro planeta y es visible completamente desde la Tierra.

El sol contiene casi el 99% de toda la materia que conforma nuestro sistema solar y su fuerza gravitacional es tan poderosa que hace que, planetas, satélites y asteroides giren en torno a él.

Es la fuente de luz y calor más importante que conocemos, es por eso que la Tierra tiene las condiciones idóneas para la vida. Nuestro planeta recibe durante todo el año, alrededor de 4000 horas de luz solar y esto permite que la vida sea posible. Es fundamental en las plantas para realizar la fotosíntesis. Vital para la creación de aire puro en el planeta.

La luz solar también es importante en la composición de las estaciones y el establecimiento de las temperaturas en todas las zonas de la Tierra. Sin luz solar seguramente nuestro planeta sería frío y muerto como algunos de los planetas de nuestro propio sistema.

En el ser humano también es de vital importancia. La exposición trae muchos efectos positivos al cuerpo, pues aparte de brindar calor, tiene beneficios como, la metabolización de la vitamina D, que es indispensable para la fijación de calcio para los huesos.

Ayuda a mejorar la presión sanguínea por la liberación de óxido nítrico, de igual manera produce colecalciferol, que es un antidepresivo natural. Es por ello que las poblaciones a nivel mundial que están expuestas a inviernos duros tienden a sufrir de mayores índices de depresión.

Los baños de sol son recomendables en los recién nacidos para combatir la ictericia, principalmente en los bebés prematuros la que se asocia al exceso de bilirrubina y esto torna la piel amarilla.

Para los bebés que salen del hospital, se recomienda elegir una hora del día que el sol no esté muy fuerte, principalmente iniciada la hora de la mañana y finalizando la tarde puesto que a partir de las 10h00 hasta las 15h00 los niveles de radiación son muy altos para el bebé.

En los adultos la situación es parecida, es importante tomar en cuenta las horas recomendadas bajas en rayos ultravioletas, pues ayuda al fortalecimiento de los huesos a través de la vitamina D, se recomienda entre 5 o 10 minutos de sol dos o tres veces por semana para recargar los depósitos de esta vitamina.

La vitamina D que se produce al recibir los rayos solares, es un ferviente combatiente contra posibles formaciones de tumores, que pueden desencadenar en un cáncer. Sin embargo es importante tomar las precau ciones debidas, pues el exceso de rayos solares en el organismo puede causar cáncer de piel.

Este órgano siente varias mejoras cuando se toma sol con moderación y puede ayudar a regenerar las células del rostro, principalmente. Por eso es recomendable para las personas que tienen acné hacerlo con moderación y que no sobrepase los treinta minutos de exposición. Las primeras semanas de tratamiento es común que se sienta un empeoramiento en la apariencia de la piel del rostro, sin embargo esto significa que existe una reacción de limpieza provocada por los rayos solares, que hace que toda la grasa y elementos negativos para el cuerpo salgan por los poros faciales.

El sol es un excelente estimulante para las defensas corporales pues aumenta los glóbulos blancos, qué son los encargados de las defensas frente a una infección en sus muchas manifestaciones.

Los rayos solares también nivelan el colesterol en el organismo y hace que éste se elimine y se pegue menos en las arterias corporales, es por ello que, en verano nos movemos más y comemos muchas más frutas y verduras que en otras épocas del año. Se ha comprobado que somos más activos en verano.

El estado de ánimo también se ve favorecido por la recepción de los rayos que vienen del sol, pues aumentan la sensación de bienestar como consecuencia de la segregación de un neurotransmisor llamado serotonina, que en parte interviene en regular el sueño, la temperatura y nuestra conducta sexual.

Tal vez de manera involuntaria asociamos la tristeza con los días grises o nublados. Las estadísticas muestran que los suicidios son más frecuentes en temporadas carentes de sol.

La vida sexual de los seres humanos es más activa en verano, que en otras épocas del año. Las personas que viven en lugares donde la presencia de sol es más activa, tienden a desarrollar una conducta sexual mayor, pues en el caso del varón aumenta los niveles de testosterona y también los niveles de esperma.

En el caso de las mujeres, regula el comportamiento hormonal. Cuando están embarazadas, mejora el flujo sanguíneo y por consecuencia brinda al bebé una estancia mucho más cómoda en el vientre. Como ya mencionamos anteriormente, brinda mejoras en el estado de ánimo lo que permite tener una gestación mucho más saludable. También se ha comprobado qué las mujeres expuestas a los rayos del sol tienen mayor energía y deseo sexual.

La salud mental está estrechamente relacionada con la recepción de los rayos solares. En varias investigaciones, en la que se utilizaron variaciones lumínicas en los habitantes de Nueva York, se demostró que las personas se sienten menos apáticas y con mayor energía en días soleados.

Uno de los tratamientos que con mayor efectividad se
ha hecho para emular los beneficios del sol sobre el ser
humano es la fototerapia, la cual utiliza una lámpara
que simula el sol, ayudando a muchos pacientes, a mejorar su estado de ánimo producido originalmente por
la depresión.

Es momento de incorporar en tu rutina un tiempo
destinado a exponerte a los rayos de sol. Como pudi-
mos analizar en este capítulo no requieres de mucho
tiempo para hacer esta actividad. Y con seguridad te
sentirás mucho mejor. Permite que el sol te entregué
todos los beneficios posibles.

Aire

El quinto hábito para una vida plena y saludable es del aire. Ese elemento fundamental para la vida, producido por la fotosíntesis realizada por las plantas a nivel mundial. En la actualidad las grandes metrópolis, por las altas emisiones de co2 y la deforestación han causado que, la mayoría de seres humanos no conozcamos los beneficios del aire puro, y debamos movilizarnos para encontrarlo.

Por ejemplo se considera que las ciudades más contaminadas del mundo están en la zonas de mayor industrialización del continente asiático. Estos países se han preocupado más por aumentar su producción qué en mantener una política ambiental segura. En muchos de sus ciudades importantes la contaminación es tan alta que los ciudadanos salen con mascarilla a sus calles.

Actualmente hay centenares de entidades que luchan para que las emisiones de gases tóxicos se reduzcan, sin embargo han encontrado a un enemigo duro de vencer, además las políticas gubernamentales de los países más desarrollados no han cambiado como se esperaba. Aunque cabe destacar se están promoviendo actos en defensa de los pulmones del mundo, los bosques y de las reservas ecológicas en el globo.

El aire, es un elemento fundamental para vivir. Permite que nuestro cuerpo reciba el oxígeno, elemento que hará que todas las células de nuestro organismo se desarrollen de una manera correcta. Ningún ser humano puede pasar mucho tiempo sin respirar.

El aire puro contribuye a la relajación y desintoxicación del cuerpo. Entra en nuestro organismo a través de los conductos respiratorios bien sea por la boca o la nariz y se ha comprobado que también la piel juega un papel fundamental en esta labor.

Los doctores recomiendan respirar por lo menos treinta minutos de aire puro todas las mañanas, para que nuestro día sea mejor. Investigaciones recientes indican que, las personas que viven en lugares alejados de la ciudad, tienen una mejor salud del corazón y sus funciones cerebrales se efectúan de una manera correcta y armoniosa.

Nuestras defensas son estimuladas con la presencia de aire puro, se evita el tener alergias o infecciones respiratorias. En el caso del rendimiento físico, actúa como un potenciador pues elimina la contaminación causada por el $co2$.

El organismo se llena de oxígeno lo que permite que todo el sistema nervioso se relaje, reduciendo los niveles de estrés considerablemente.

Previene también enfermedades, pues el aire es un elemento purificador para el cuerpo. Los médicos recomiendan que por lo menos una vez por semana las personas se ausenten de las grandes ciudades a zonas alejadas y llenas de árboles a respirar.

El aire puro causa una sensación de serenidad y paz interior es por eso que se recomienda tener un buen paseo al aire libre para liberarnos del estrés y de la ansiedad causados en la vida cotidiana.

Uno de los ejercicios más recomendables es que, por el lapso de diez minutos, se realicen respiraciones profundas por la nariz y exalando aire por la boca con un ritmo constante.

Enseñemos a nuestro organismo a recibir los beneficios del aire en cada una de nuestras células.

Respirar aire puro carga oxígeno todo nuestro cuerpo lo que refuerza el sistema inmunológico y da energía para todo el día. Si trabajas en un ambiente cerrado, permite que ingrese aire a tu oficina. Abre las ventanas en la mañana.

En muchas ocasiones y con más frecuencia de lo que se cree, las personas tienden a tener malas prácticas en cuanto a su respiración y es por eso que es necesario evitar los siguientes estados respiratorios.

Cuando tenemos estrés por lo general respiramos a ritmos agitados y poco profundos. Una postura incorrecta cuando el cuerpo está hacia delante o se mantiene rígido también impide respirar correctamente. Las sustancias dañinas como el alcohol café y otros estimulantes pueden dar lugar a respiración interrumpida y que decir acerca del uso de tabaco o drogas en el cuerpo.

Es importante alimentarse sin prisa en el día pues caso contrario va a afectar el ritmo respiratorio.

Es recomendable seguir pasos que determinan un correcto proceso de respiración.

En la inspiración el aire entra por nuestra nariz y se debe retener los pulmones sin forzar al cuerpo. Es importante que nuestra nariz esté limpia en sus conductos respiratorios.

Posterior a la inspiración reetenemos el aire. Hacemos que los pulmones obtengan el oxígeno de mejor manera, esto lo conseguimos con el diafragma qué es un músculo que está entre los pulmones y el estómago.

Finalmente, cuando expiramos, se lo debe hacer de forma progresiva liberando al cuerpo del dióxido de carbono y partículas no idóneas.

Al hacerlo de esta forma el cuerpo va a tener un mejor funcionamiento. Además, cabe recalcar, que respirar correctamente no solo trae beneficios fisiologicos también existen beneficios de carácter emocional.

Nutrición

Un amigo me mencionó la siguiente frase: "Somos lo que comemos". Posiblemente este sea uno de los hábitos más difíciles de cambiar cuando lo hacemos de una forma incorrecta. En la actualidad prima la utilización de la comida rápida y en cada esquina se promocionan alimentos mal sanos y a precios de locura.

Los índices de salud a nivel mundial arrojan datos estadísticos que son alarmantes en cuanto al crecimiento de la población con obesidad y problemas relacionados con su mala alimentación.

Lo que comemos no sólo nos da energía, sino que también es la fuente de salud o de enfermedad es por ello que cada uno de nosotros debemos buscar una dieta saludable, en la que se tengan bajo contenido de grasas saturadas, colesterol y otras sustancias dañinas para el cuerpo. Prefiere alimentos ricos en fibra y ácidos grasos esenciales como el Omega 3 y 6.

Los médicos recomiendan el alto consumo de vegetales y frutas para mejorar el rendimiento corporal. Puede una mala alimentación desembocar en altos grados de obesidad o todo lo contrario desnutrición, que si no se atienden, pueden llegar a ser mortales.

Una buena alimentación mejora la capacidad de respuesta de nuestro sistema inmunológico, pues está relacionado estrechamente con la cantidad de nutrientes que tenemos. A mayor nutrientes mejor sistema de defensa del cuerpo.

Nos ayuda a controlar el peso. Mientras tenemos una dieta con bajo contenido de azúcar y grasa tenemos una mayor proyección de vida.

Al abusar de los elementos sin nutrientes o tener hábitos tóxicos se hace mucho más propenso el contraer problemas de presión arterial, lo que puede desembocar en problemas más graves y en algunos de los casos letales para cualquier ser humano.

Se debe promover el consumo de agua pura y no bebidas procesadas como gaseosas o jugos sintéticos. Lamentablemente los productos procesados en la actulidad son más baratos que algunos orgánicos, lo que hace más difícil que las personas se alimenten con comida de calidad.

Trata de buscar lugares donde se expenden alimentos cultivados de manera orgánica. Cómo mercados o huertos. Evita los alimentos procesados cuando vayas al supermercado. Y trata de buscar dietas que se ajusten a tu presupuesto y productos de tu entorno.

Alimentarse de forma sana y natural es simplemente una elección personal. Piensa en tu cuerpo como un vehículo al cual puedes abastecer con combustible de baja calidad o una calidad superior, lo que traerá un mejor rendimiento al automotor permitiendo que su vida útil sea mucho más larga.

En muchos casos he pensado que los seres humanos preferimos malgastar el dinero en buena ropa, en autos lujosos o en cualquier otro elemento, que invertirlo en la nutrición adecuada. Paradójicamente la alimentación sana es mucho más simple y barata que una que sea dañina para el cuerpo.

Al mejorar tu alimentación también tu estado de ánimo lo hará. El hierro, ácido fólico, algunas vitaminas conformadas por el famoso complejo B y los ácidos grasos, influyen directamente en nuestro estado de ánimo lo que permite que tengamos una actitud positiva durante el día, pues nuestro cerebro está mejor dotado.

En occidente existe, desde hace algunos años, una corriente que ha adoptado prácticas de vegetarianismo y veganismo. Se ha comprobado que una dieta de este tipo, bien llevada, es mucho más beneficiosa para el cuerpo que una basada en productos animales. Sin embargo sin la asesoría adecuada los elementos que pueden reemplazar los beneficios de la carne se convierte en un arma de doble filo, al tener una dieta desequilibrada. Por ello es que te recomiendiendo, si vas a dejar la carne, reemplaces sus beneficios con productos de calidad y en las porciones adecuadas.

Investiga acerca del tipo de producto que más te beneficie tanto en tu estilo de vida, economía, como en el lugar donde habitas. Seguramente existen dietas aplicables a tu país de residencia en la cual los productos son de bajo costo y no incurras en gastos altos de dinero.

A través del internet, podemos en cuestión de segundos obtener información valiosa en cuanto al tipo y cantidad de productos con los cuales nos alimentaremos de ahora en adelante. Sin embargo recomiendo consultes a un nutricionista que supervise una dieta adecuada a tus características corporales.

Siglos atrás las personas tenian ideas absurdas, como por ejemplo, que la fiebre era causada por exceso de sangre y es por ello que era una práctica muy común, realizar cortes en los brazos o piernas para eliminar el exceso de la misma. Sin embargo en Estados Unidos en ciertos centros de vida sana se empezó a cambiar estas prácticas, por una alimentación adecuada, obteniendo resultados positivos lo que fue derrumbando prácticas equivocadas en cuanto a la salud. Conforme ha ido avanzando la ciencia, se comprueba cada vez con más frecuencia que, la alimenación adecuada es el pilar de la buena salud.

Dale la oportunidad a tu organismo de recibir los mejores nutrientes traídos de los alimentos. Vas a comprobar en poco tiempo que tu estilo de vida cambiará drásticamente y sin afectar tu bolsillo de manera asombrosa. Busca información importante acerca de recetas y tipos de alimentos saludables que quizá no has probado anteriormente. Una alimentación sencilla probablemente sea la más saludable y barata.

Temperancia

El diccionario sintetiza la temperancia como: "La moderación en las acciones". Se ha dicho durante mucho tiempo que el exceso de cualquier actividad, aunque ésta sea de naturaleza buena, causa daños en el ser humano.

Hemos hablado de algunos beneficios en los de elementos anteriores mencionados. Pero qué pasa por ejemplo si en vez de tomar de 8 a 12 vasos de agua, tomamos de 20 a 24. Este es un mal conocido como hiperhidratacion o intoxicación por agua, causando una excesiva dilución del sodio en la sangre mejor conocido como hiponatremia lo que causa la producción en exceso de la hormona antidiurética.

La historia narra el caso de Jennifer Strange una mujer de 28 años de edad que en el estado de California, murió a causa de un concurso, en el que las personas debían tomar la mayor cantidad de agua en un tiempo determinado. La autopsia determinó que esta mujer había muerto por el consumo de más de 7.5 litros de agua, lo que fue letal para el organismo.

Este ejemplo sintetiza lo que es la temperancia; moderación en las acciones. La temperancia debe ser aplicada en todas las acciones que hacemos en el día bien sea comer beber, vestir o ver y de esta forma viviremos felices y saludables.

Por ejemplo si hablamos de alimentación. El excesivo consumo de un alimento puede causar la muerte en las personas. Aunque el alimento sea un nutriente.

Otro ejemplo, es la temperancia en el tiempo de trabajo. También es fundamental determinar un tiempo adecuado para destinar al trabajo diario. En muchos de los casos el trabajo adopta el primer lugar en la vida de las personas y esto desemboca en sacrificar tiempo con los seres queridos o consigo mismo.

A veces del ser humano se olvida que la vida es pasajera y no todo debe girar en torno a la producción de dinero o esclavizarce en las tareas diarias.

La temperancia, también, tiene que ver con el dominio propio. Para buscar el éxito en la vida, hay que ser equilibrados de lo relativo a las cosas buenas y abstemios en cuanto lo perjudicial.

El célebre escritor americano William Cullen Bryant, tuvo una vida muy larga y cuando en su vejez se le preguntó a qué se debía el éxito de su salud el respondió: "Todo se suma en una palabra, moderación"

La temperancia está estrechamente relacionada con la voluntad y es importante que la persona que busca esta cualidad esté dispuesta a buscar equilibrio en su vida.

Aquellas cosas que son perjudiciales se deben evitar y lo que es bueno se debe usar con moderación. Se debe buscar un balance entre el descanso y el ejercicio no tener mucho trabajo ni tampoco muy poco. Debemos buscar el equilibrio en todas las actividades que realizamos en el día y tener una organización que permita gozar de un estilo de vida idóneo. Define tiempo para las cosas importantes.

En nuestra lista de actividades diarias debe haber un cronograma de prioridades. Tarde o temprano los excesos en cualquier actividad, pasarán factura. El promover la temperancia en nuestro cuerpo y mente serán propicios para tener una vida más feliz.

El uso y abuso de todas las cosas de nuestra vida debe estar claramente identificado para que no sea el causal de problemas mucho más graves, que nos afecten en el presente o en el futuro.

Es importante aprender de los errores del pasado y hacer un análisis propio para identificar las cosas que estamos haciendo mal y que no nos permiten tener un equilibrio en la vida.

El condimento es algo que otorga un sabor especial a los alimentos, de ahí que una vida equilibrada saludable, requiere un buen condimento todos los días. Tenemos la oportunidad de sazonar nuestra vida de la forma adecuada o también podemos dar un mal sabor. Recuerda que el exceso de sal en cualquier tipo de alimento lo puede arruinar y es por ello que nuestra vida debe tener las dosis correctas para ser apetitosa y feliz.

Es el momento de aprender a dosificar todo lo que es favorable en nuestra vida y eliminar por completo lo perjudicial.

Esperanza

La esperanza es lo último que se pierde. Pues qué sería el hombre sin esperanza. Es un estado de ánimo optimista basado en la experiencia de resultados favorables. El tener pensamientos positivos con respecto al futuro nos ayuda a mantener una vida espléndida y feliz.

Se ha comprobado que el no conocer el futuro es el principal causante de estrés. Por ejemplo, qué pasaría si llegaras a entender que en algunos días vas a ganar una gran suma de dinero que te va a sacar de todas tus deudas, seguramente vivirías tranquilo el día de hoy, por la falta de dinero que te apremia.

La esperanza es el elemento que hizo que las personas que vivieron las circunstancias más difíciles salgan adelante. Es el que hace que las cosas inalcanzables estén más cerca.

Hay ciertos valores y actitudes que son necesarias para poder salir adelante. El ser humano tiene enraizado en su vida el hecho de creer en algo. Encontrar respuestas, le da paz. La esperanza está estrechamente relacionada con la fe, el creer en algo o en alguien es lo que nos impulsa a seguir adelante o tomar decisiones. La esperanza en conjunto con la fe tienen el valor de enfrentar los momentos de duda o miedo e incertidumbre los mismos que causan ansiedad.

La esperanza no tiene nada que ver con el cumplimiento de nuestras metas. Es un estado de ánimo optimista basado en la fe que tenemos sobre algo o alguien. Aristóteles decía que "La esperanza es el sueño del hombre despierto".

Es el elemento fundamental que todos los seres humanos necesitamos para seguir viviendo, y está estrechamente relacionado con, cómo nos sentimos en nuestra vida actualmente, es por eso que las personas que tienen mayor bienestar y salud tienen mayor esperanza.

La ciencia ha comprobado que un paciente enfermo terminal con pensamientos positivos, tiende a vivir mucho más y en algunos casos "milagrosamente" hasta curarse de las enfermedades. Varios estudios han demostrado que el estado de ánimo afecta directamente al sistema inmunológico.

Otros estudios muestran que las personas con pensamientos positivos y con una actitud de fe y esperanza son más propensas a tener negocios exitosos, pues ven más allá que, posiblemente, una realidad no tan alentadora en un futuro incierto.

En el ámbito espiritual las personas que se aferran a una fe en particular tiene una vida más plena y feliz. El hecho de anclar su vida y decisiones a un ser superior o creencia similar, hace que no solamente confíen en sus propios recursos, sino en las de un ser más poderoso que ellos, lo que trae paz y seguridad a sus vidas.

No es mi afán compartir mis creencias religiosas sin embargo consideró importante transmitir lo que ha causado en mí la esperanza sobre creer en Dios. Debo recalcar que es mucho más fácil ver al futuro con optimismo amparándome en las promesas del Dios en el que creo, que vivir como hoja en el viento sin un rumbo certero.

La esperanza te permite soñar es por eso que cuando vengan pensamientos derrotistas piensa; de qué manera esa mala situación podría convertirse en una ventaja. Visualiza el mejor de los escenarios y lucha por ellos,.

Rodéate de personas que tengan los mismos pensamientos positivos que tú y si por alguna circunstancia te encuentras a alguien que quiera arruinar tu día no le prestes mayor atención.

Un gran amigo me dijo la siguiente frase en un momento difícil: "Todo pueblo, por más pequeño que este sea, tiene su fiesta", seguramente después de los días malos siempre llegarán mejores. Un fracaso no es una derrota sino es un peldaño para aprender y mejorar en todos los aspectos.

La esperanza también está estrechamente relacionada con la búsqueda de la felicidad y esto puede convertirse en un tema de debate sin embargo en lo único que te instó es, que no te canses de buscar lo que te hace feliz.

Permite que la vida y las personas te muestren el camino correcto que te lleve a la felicidad plena. O si es tu caso, ampárate en Dios. Te aseguro que la vida perfecta en la tierra no la encontraremos mientras vivamos. Pero podemos aprender de nuestros errores tratar de mejorar y siempre confiar en la esperanza de un mundo mejor. Seguramente algún día no muy lejano encontraremos las respuestas a las inquietudes de nuestra vida. Anhelo que la esperanza de una vida plena y feliz sea el motor para que todos tus de emprendimientos en la vida se elaboren con pasión y éxito.

ADELANTE

Después de haber conocido los 8 poderos hábitos de las personas saludables, te habrás dado cuenta que están al alcance de tu mano. Es hora de mejorar tu estilo de vida, no me queda más que impulsarte a seguir ADELANTE.

Empieza a hacer cambios personales y permite que puedas ser luz para los que te rodean.

Tener una vida plena no está tan lejos. Estos poderosos hábitos, harán un cambio drástico en ti y tengo la seguridad que alcanzaras una vida más plena, como sucedió conmigo.

Avanza siempre, no te detengas. "Adelante siempre, atrás ni para tomar impulso".

Agua

Descanso

Ejercicio

Luz solar

Aire

Nutrición

Temperancia

Esperanza